ÉTUDES MICROGRAPHIQUES

LES

DIATOMÉES FOSSILES

PAR

J. GIRARD

« Maximus in minimis. »

PARIS

IMPRIMERIE DE E. MARTINET

RUE MIGNON, 2.

1867

LES

DIATOMÉES FOSSILES

PAR

J. GIRARD

« Maximus in minimis. »

PARIS

IMPRIMERIE DE E. MARTINET

RUE MIGNON, 2.

1867

LES
DIATOMÉES FOSSILES

Le microscope est une inépuisable source d'admiration et d'étonnement dans l'étude des œuvres merveilleuses de la nature, également puissante et parfaite dans les infiment petits comme dans ses plus grandioses conceptions. L'invention du microscope remonte à deux siècles, mais ce n'est que depuis une trentaine d'années que l'on a obtenu des résultats vraiment sérieux.

Il a largement contribué au progrès des sciences naturelles en éclaircissant bien des points inconnus jusqu'alors, il y a fait jaillir une quantité de faits importants dans la structure des corps organisés : le phénomène de la circulation de la séve, la composition des tissus, l'organisation des végétaux, les fonctions et la constitution des nerfs, etc., sont des connaissances d'une haute importance qui ont servi de point de départ à bien des recherches ; en se répandant dans le domaine des connaissances industrielles, il a servi à constater la nature des produits et à indiquer les fraudes.

Parmi les plus intéressants examens, celui des craies, des limons, des végétations cryptogamiques, des organes des plantes, de la constitution de leurs parties, de l'organisation des bois, considérés au point de vue microscopique, révèlent la perfection de la création, dont les lois qui les régissent échappent à l'intelligence qui souvent se perd en conjectures ; on est obligé de se borner à constater sans pouvoir remonter aux causes mystérieuses qui les produisent.

Les études micrographiques montrent que la vie animale joue un grand rôle dans l'ordre naturel ; une multitude de substances renferment des animalcules, dont on ne soupçonnait pas l'existence ; nos organes en contiennent, et bien des maladies ont une cause animée. Au nombre de ces représentants de la vie végétative, les diatomées forment une catégorie particulière, parfaite même dans sa rudimentaire organisation, prodigieuse dans sa variété, et immense par son étonnante reproduction. Elles demandent une observation sous les plus puissants instruments, qui ne révèlent cependant qu'imparfaitement tous leurs détails.

CARACTÈRES GÉNÉRAUX DES DIATOMÉES.

Dans les sédiments, dans certaines couches géologiques, dans des dépôts de différentes natures, on rencontre un grand nombre d'animalcules dont la vie semble un phénomène. Comment y ont-ils été produits? sont-ils congénères? Quelle a été leur cause de développement? Les diatomées (δια, τεμνω) sont parmi les animalcules microscopiques ceux qui offrent les caractères les plus curieux ; certains naturalistes les classent dans le règne minéral, d'autres leur assignent le règne animal, l'opinion de ces derniers est la plus acceptable, le micrographe Carpenter corrobore cette opinion. Le nombre en est infini, à peine en connaît-on les principales espèces, chaque jour on en découvre de nouvelles.

Nous ne nous proposons pas une classification technique, les éléments de recherche sont trop délicats; nous ne voulons que faire une simple nomenclature et un résumé de celles qui sont le plus connues en micrographie.

Les diatomées ont un caractère mixte, conservant un élément constituant dans de simples cellules avec noyau central pour certains cas avec enveloppe extérieure. Ces cellules se trouvent chez quelques-unes adhérentes côte à côte et forment des filaments ; cependant elles se présentent aussi très-souvent à l'état de séparation partielle quoique restant assemblées à leurs angles. Chez d'autres, les cellules sont produites par une division binaire et restent alors encore habituellement adhérentes l'une à l'autre, en formant divers filaments. Dans d'autres cas, les côtés au lieu d'être parallèles sont inclinés ; d'autres fois elles ont un noyau gélatineux. Mais, chez toutes, il y a une parfaite régularité géométrique caractéristique de leur merveilleuse constitution.

Leur mode de propagation est invisible dans les plus minutieuses recherches ; dans certaines espèces, la multiplication procède d'un détachement antogène qui est le fait d'un allongement de la cellule dans la première période, et l'accroissement de l'enveloppe siliceuse dans la seconde ; le sujet ayant ensuite acquis la totalité de sa perfection se détache de son procréateur.

L'enveloppe siliceuse est un des principaux caractères des diatomées ; les cavités que l'on observe sont plus ou moins convexes ou concaves, très-souvent il existe des cavités intermédiaires qui sont moins nettement accusées ; la forme des cellules est variable, la forme hexagonale paraît cependant dominer, elle y est alors parfaitement régulière, leur structure échappe souvent à l'observation avec les plus puissants instruments.

FORMATION.

On rencontre les diatomées dans la mer, dans l'eau douce des fleuves, flottantes sur l'eau des estuaires, dans les marais ; les montagnes, les terres pulvérulentes, les guanos, les limons contiennent des espèces qui sont particulières à chaque nature de terrain ou d'eaux. Ehrenbergié rapporte qu'elles sont si nombreuses dans certaines localités qu'elles obstruent les rivières par leur étonnante multiplication. Ce fait trouvé une assimilation dans le corail qui, comme les madrépores, croît en telle abondance qu'il forme des îles entières. W.-J. Hooker, dans ses *Observations sur les diatomées marines dans les mers du Sud*, rapporte avoir vu des blocs de glaces volumineux entièrement couverts de ces animalcules sous forme de poussière jaunâtre. Il cite un dépôt de boue, composé de diatomées n'ayant pas moins de 400 milles de long, observé sur la côte Victoria. Cette masse vivante va indubitablement croissante et se grossissant des dépôts organiques siliceux qui les rendent indestructible. Ehrenbergié cite le fait curieux des diatomées dans les cendres du volcan du mont Erèbe, au pôle austral, qui provenaient certainement de communication sous-marine avec le volcan ; leur caractère ne laissait aucun doute.

CLASSIFICATION.

Il est difficile de poser une base pour déterminer même approximativement les groupes des diatomées, puisqu'on n'en connaît qu'imparfaitement les organes, le mode de génération et les sexes. D'autre part, on est amené à supposer qu'une grande quantité des formes reconnues jusqu'à présent, et que l'on considère comme distinctes les unes des autres, pourraient bien n'être que des états différents d'un même genre variable dans ses divisions, si toutefois on pensait connaître suffisamment ce qui a rapport à chacun d'eux. Le professeur Smith pose comme point de départ le degré d'assemblage qui existe entre les différentes frustrules après leur propre division, seule méthode qui puisse être en concordance avec les physionomies de ces organisations. On pourrait diviser en trois tribus les diatomées : celles avec les frustrules nues, celles qui ne sont pas gélatineuses, et celles qui ne se renferment pas dans un tube membraneux. La catégorie qui comprend les diatomées avec frustrules nues contient un grand nombre de discoïdes, ce sont les plus belles et les plus remarquables dans leur organisation. Le grand nombre que l'on en connaît amène à une certaine classification générique d'après la forme convexe ou concave et la nature des cavités réparties sur la surface. Mais en général, en étudiant avec soin ces variétés dans chaque cas particulier, on voit qu'il présente des dispositions différentes, ce qui amène à réduire le nombre trop considérable déjà classé parmi les espèces connues. Dans plusieurs cas, des diversités de genres ont été reconnues, comme des modifications d'une même espèce.

RAPPROCHEMENTS.

Les diatomées n'ont aucun organe locomoteur, aussi le professeur Quekett a-t-il penché pour leur assurer une place dans les zoophytes ; elles y participent de leur genre d'existence puisqu'elles s'attachent aux rochers et aux végétations, mais d'un autre côté, on les rencontre dans les sédiments géologiques et les substances très-diverses. Les zoophytes sont aussi d'une organisation très-simple ; ils présentent presque toujours, soit dans leur corps même, soit dans ses appendices, une certaine disposition rayonnante qui les fait comparer à des plantes ; leur système nerveux est nul, ils manquent d'organes de sensation ; leur mode de génération est peu connu ; chez les diatomées, on ne connaît que celui du détachement antogène dans un allongement de la cellule et accroissement de l'enveloppe siliceuse. Les molluscoïdes qui établissent le passage entre les vers et les zoophytes peuvent encore être l'objet d'une classification d'après leurs organes visibles. Les diatomées ont certains rapprochements avec ces deux groupes du règne animal, leur organisation a de nombreux points de contact ; quoique infiniment petits, plus parfaits que les spongiaires, plus rudimentaires que certains infusoires, ils ont en quelque sorte une existence parasitaire dans certaines acceptions, tandis que dans d'autres ils sont indépendants.

Complétement distincts l'un de l'autre par leurs types, le règne végétal et le règne animal paraissent ici se confondre par leurs représentants les plus invisibles ; il faut admettre que l'organisation de la nature est variée à l'infini. Tandis que chez certains sujets, elle n'est qu'une masse gélatineuse flottante, chez d'autres, comme l'homme, elle offre une structure des plus complexes.

OBSERVATION MICROSCOPIQUE.

Malgré toute la perfection qu'ait atteinte le microscope, le monde des diatomées ne peut être étudié qu'avec de puissantes amplifications ; il est indispensable de faire usage de forts objectifs doués d'un pouvoir pénétrant supérieur. Elles demandent une mise au point rigoureuse et difficile à obtenir pour certains sujets à surfaces non planes. Ce que l'on gagne en grossissement on le perd en netteté, aussi doit-on choisir un objectif approprié à l'observation. Elles sont en général d'excellents *tests*, leur texture extrêmement délicate édifie sur la valeur des lentilles ; les stries de certaines espèces, comme la *Pleurosigma*, sont des plus usuels, pour expérimenter les objectifs puissants.

L'éclairage donne aussi des erreurs d'appréciation ; la lumière réfléchie directement ne se prête pas toujours à la formation d'ombres qui donnent du relief aux objets transparents ; la lumière oblique remédie à cet inconvénient et trouve souvent à être d'un emploi avantageux. L'éclairage par dessus en concentrant les rayons lumineux avec une lentille à court foyer ne réussit que pour de faibles grossissements.

L'emploi du microscope stéréoscopique réalise les conditions les plus favorables à l'observation, seulement il ne peut se prêter à toutes les exigences des objets transparents dans les forts grossissements, mais le relief qu'il produit accuse plus vraisemblablement les formes du sujet. L'éclairage sur fond noir peut être utilisé dans certains cas ; chaque objet exige un traitement spécial, le micrographe seul peut apprécier sous le champ du microscope celui qui convient.

DESCRIPTION DES DIATOMÉES.

Peut-être paraît-il anormal que chaque sujet représenté ne soit pas accompagné de la détermination de son grossissement, l'utilité n'est ni réelle ni exacte ; devant varier suivant chaque diatomée, elle eût été plus trompeuse que nécessaire, les amplifications variant de 500 à 1500 diamètres.

PLANCHE I. — La *Navicula venata* (1, 3) se rencontre comme beaucoup d'autres aussi bien à l'état fossile qu'à l'état naturel. Elle a sur sa surface des stries perpendiculaires à la ligne médiane ; elle est difficile d'observation ; comme la *Navicula attenuata*, elle forme un bon *test*. La *Nitzchia linearis* (5) se rencontre généralement avec l'*Amphora ventricosa* (6). Le *Campylodiscus clypeus* (4) s'indique d'après son étymologie ; le *Campylodiscus spiralis* (voy. Planche II. 13) donne une idée de la forme de l'épaisseur, la tranche est garnie d'utricules et de dentelures. Le *Melosira arenaria* (Falaise) (7) présente l'apparence d'une coquille qui aurait servi d'enveloppe à un ver, il est circulaire et se compose d'une série d'anneaux rattachés entre eux par un pli membraneux. Le *Coscinodiscus angulatus* (9) est un exemple de discoïde rayonnant et convexe, les rayons sont formés d'une quantité de petites cellules hexagonales. La convexité en est bien sensible ; par la difficulté de mettre au point toutes les parties dans une forte amplification, les bords et le centre ñe peuvent être observés ensemble avec netteté. Les *Grammatophora* (8) *serpentina, marina,* etc., se trouvent dans les sédiments marins, comme ceux du Homet, (Manche); il est parallélipipédique ; il présente sur sa surface quatre lignes ondulées, symétriques de chaque côté d'une ligne d'axe; sur l'épaisseur la même ligne se retrouve. Le *Biddulphia puchella* (10) appartient à cette classe nombreuse dans les diatomées qui se propage par détachement antogène. La cellule s'allonge d'abord et l'enveloppe siliceuse s'accroît après. Le sujet et l'enveloppe qui le contient·sont perforés de trous circulaires, offrant quelque analogie avec les larves d'insectes. *Amphitheatras* (11). La *diatomée commune* (12) indique bien par les lignes qui la coupent que le sujet est *découpé* en anneaux que représentent les stries. Les *spicules d'Éponge* (13) se trouvent sur les spongiaires à l'état vivant et dans les sédiments à l'état fossile ; elles affectent plus ou moins régulièrement la forme d'une étoile à cinq branches; elles sont généralement accompagnées de longs infusoires (14). Le *Triceratium* (15) est particulier aux guanos du Pacifique (îles Patos et Baker); il est triangulaire avec une partie cornée à chaque angle. Le *Triceratium favus* affecte la forme d'un triangle sphérique. La surface est régulièrement perforée d'alvéoles hexagonales comme celles des abeilles, disposition géométrique qui se rencontre souvent dans la nature qui paraît l'avoir choisie comme une des plus parfaites. Ici quel peut être leur usage? La *craie* contient un grand nombre de diatomées (16, 18, 20, 24, 27). Celles-ci sont particulières à la craie de Santa-Fiora (Italie). Elles sont toutes différentes suivant les provenances; dans une même formation géologique, il y a des couches qui en contiennent beaucoup, tandis que d'autres en sont totalement dépourvues. Le *tripoli* contient aussi une quantité d'animalcules fossiles qui ressemblent à ceux de la craie. La *Surirella gemma* (17) rentre dans la catégorie des diatomées qui ont une sorte d'épine dorsale à laquelle des ramifications viennent aboutir perpendiculairement. Le *Synapta villata* (19) de la mer Rouge est d'une curieuse organisation qui consiste en une sorte d'ancre qui sort, suivant un angle, d'une plate-forme perforée de sept cavités. Le *Tabellaria fenestra* (22) est d'une simplicité rudimentaire apparente qui le fait supposer dépourvu des organes des autres diatomées. Le *Khabdonema acuatum* (23) existe sur des végétations microscopiques qui ont une certaine ressemblance avec les Spongiaires, l'animalcule n'y est retenu que par un angle par où il puise dans la plante les sucs alimentaires qui entretiennent sa vitalité ; plus tard il paraît s'en détacher, soit qu'il soit parvenu à un état plus parfait, soit qu'il dépérisse. Le *Rhomboïdes* du lac Bennis (25), quoique vivant dans l'eau douce, est analogue dans son ensemble à certaines diatomées de la craie, il a plusieurs points de rapprochement avec l'*Amphipleura pellucida*. Le *Gomphonema curvatum* (26) est d'une grande subtilité et exige une forte amplification. L'*Heliopelta* (28) est un exemple de discoïde à huit divisions dont quatre ne sont pas au même plan que les autres ; la surface est percée de cavités qui paraissent circulaires, mais qui ne traversent pas de part en part ; un anneau strié sur champ délimite son contour. *Cocconema lanceolatum* (29). Le *Cocconeis scutellum* (30) a la forme d'un bouclier avec arête médiane, il est d'une perfection notable dans la divergence de ses lignes. *Synedra affinis* (31). L'*Humantidium majus* (32) est encore un exemple de procréation par détachement autogène d'un sujet parallélipipédique.

PʚANCHE II. — La terre de Bissex est une de celles qui contient le plus d'animalcules foraminifères (*foramen*, trou) ; ces étranges conceptions de la nature ont leur enveloppe perforée symétriquement d'une multitude de cavités concaves. Les sédiments de Bissex-Hill (aux Barbades) en renferment une énorme quantité dans laquelle on peut reconnaître environ une trentaine d'espèces différentes. Les *débris* qui les accompagnent (2) en proviennent en grande partie, mais aussi d'autres sujets qui ne peuvent être étudiés que d'après la restauration. Le *Pleurosigma angulatum* (3) est une des diatomées qui a le plus exercé les investigations des micrographes, les stries des fibres musculaires ne se voient qu'avec de très-puissants objectifs, et dans leur croisement ils forment des hexagones ; la distance entre elles est de 0^{mm},00042, le *P. formosum* ne diffère que par une plus grande longueur. *Fragilaria virescens* (4) très-difficile d'examen ; les contours seuls sont perceptibles. *Stephanodiscus magna* (5), exemple de diatomée annulaire. *Coscinodiscus* du guano (6), il diffère du *Coscinodicus centralis* (19) qui présente plus d'uniformité par un vide central et une bordure externe prononcée. *Hydrosera Triquetra* (9) est représenté dans les deux projections, il a un noyau duquel proviennent trois saillies; il multiplie par détachement autogène. *Grammatophora marina* (10, 16). *Cymbella ventricosa* (11). L'*Amphora ventricosa* (12) offre un enroulement comme celui des feuilles desséchées. *Campylodiscus spiralis* (13) disposition hélicoïdale avec tranche dentelée. *Synedra affinis* (14). *Odontium Harrisonii* (15) cruciforme avec stries. *Epithemia turgida* (17). *Pleurosigma Balticum* (18) plus droit que le *P. angulatum*; les stries sont encore plus tenues. *Cocinodiscus* (22) qui se trouve dans la terre d'Oran. *Isthmia nervosa* (23) et *Khabdonema acuatum* (24) ont une existence intimement liée à une plante aquatique dont ils procèdent et sur laquelle ils vivent en parasite. *Biddulphia Balidijk* (25) procède de détachement d'une enveloppe gélatineuse à combinaison binaire, comme pour plusieurs exemples précédents.

PLANCHE III. — *Synedra minutissima* (1) indique par sa propre dénomination l'infinie petitesse de sa contexture. *Nitzchia parvula* (2). *Amphipleura sygmoiodea* (3) est un des nombreux cas des diatomées à surface striée. *Aulacosiera crenulata* (4) représenté d'abord à l'état de frustrule pendant l'état de développement, ensuite dans sa formation d'une sporange et en simple filament crénelé ; ce polymorphisme est très-fréquent. *Mastogalia lanceolata* (5). *Baccillaria paradoxa* (6), quoique classé dans les diatomées, il paraît analogue à certains végétaux microscopiques sur lesquels vivent des parasites. *Surirella constricta* (7) est représentée à plat et sur le côté. *Meridion circulare* (8) est un spécimen de discoïdes radiants. *Licmophora flabellata* (8 bis), ramifications en éventail sortants d'un noyau spongieux. *Melosira varians* (9) très-différente de la *M. arenaria*, quoique portant la même désignation générique. *Mastogloia Smithii* (10) se distingue de la *M. lanceolata* par l'addition du nom du célèbre micrographe. *Epithemia turgida* (11), entière avec superposition des frustrules, vues ensuite dans leurs deux projections. La portion de la cellule de l'*Isthmia nervosa* (12), vue sous un fort grossissement, montre des cavités placées symétriquement en forme hexagonale allongée.

PLANCHE IV. — Les diatomées du Guano. — Les principaux gisements de guano se trouvent dans l'océan Pacifique, les îles Chincha, Baker, Jervis, Howland, Galpagos, Patos. Le guano est jaune pâle, il contient beaucoup de matières organiques, en plus des phosphates de chaux, acide phosphorique, sels alcalins, silice, nitrate, cristaux divers. Examiné au microscope, il renferme tout un monde de diatomées qui sont propres à chaque provenance ; on les rencontre disséminées au milieu des matières amorphes ammoniacales et brisées pour la plupart. Certaines terres fossiles en ont d'identiquement semblables.

Les principales diatomées qui se rencontrent dans les guanos sont des plus remarquables : l'*Arachnodicus* (*Ehrenbergii*) est une des plus belles, sa forme rayonnante avec noyau central a suggéré sa dénomination ; suivant Schadbolt, chaque cellule est composée de deux parties, celle qui est extérieure est recouverte d'une membrane flexible ; celle qui est interne est siliceuse. L'*Aulacodiscus* (*Brigwilii*) est un exemple de discoïde ondulé sur deux axes se croisant à angle droit, qui dans un rayonnement apparent donne une division variable suivant l'éloignement ou le rapprochement de l'objectif, aussi sa mise au point est très-difficile ; si on le place sur champ, on peut très-bien observer l'ondulation. L'*Actinocyclus undulatus* présente les mêmes caractères, sauf le rayonnement qui se fait sur six axes autour du noyau central. Le *Coscinodiscus centralis* a une forme convexe percée de cavités qui, sous une forte amplification, ont une apparence hexagonale. Le *Coscinodicus angulatus* est striée par une série de cellules disposées en rayonnement vers le noyau central, elles sont aussi hexagonales. Le *Triceratium* a deux formes, ou celle d'un triangle rectiligne, ou celle du triangle sphérique ; elles sont chacune perforées de cellules hexagonales sur la face comme sur la tranche.

En outre de ces diatomées, le guano en recèle encore une infinité d'autres, de follicules, de foraminifères, de cristaux non moins remarquables, où éclate aussi la merveilleuse organisation des infiniment petits dans l'ordre de la nature.

JG

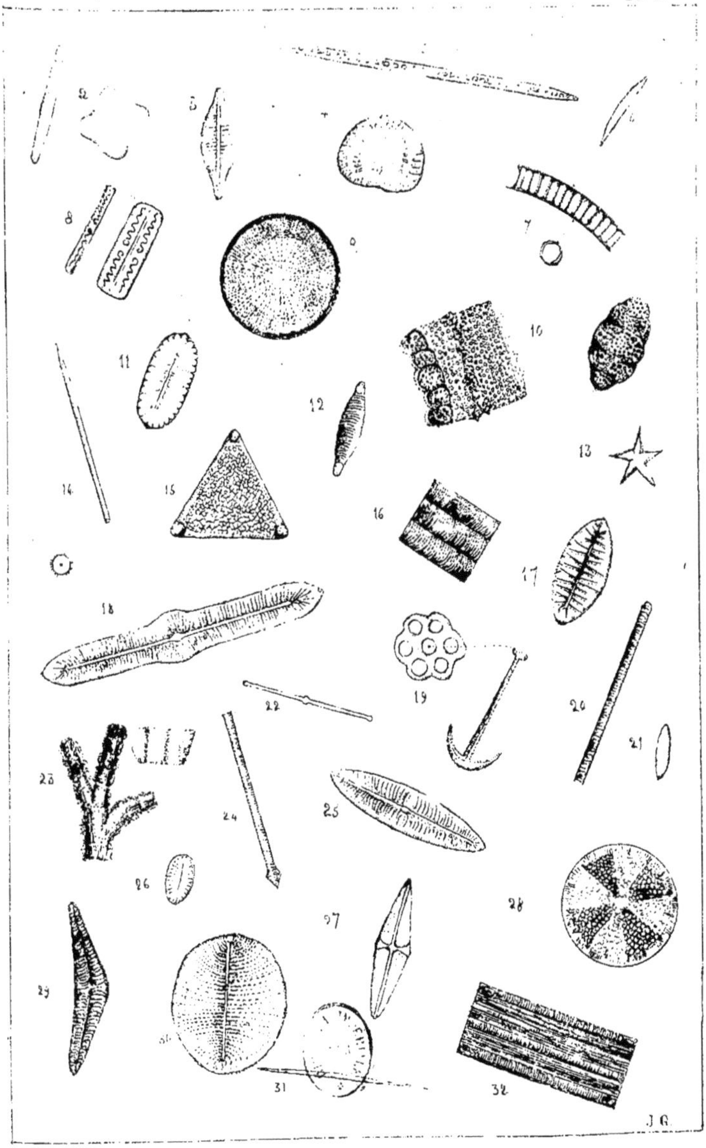

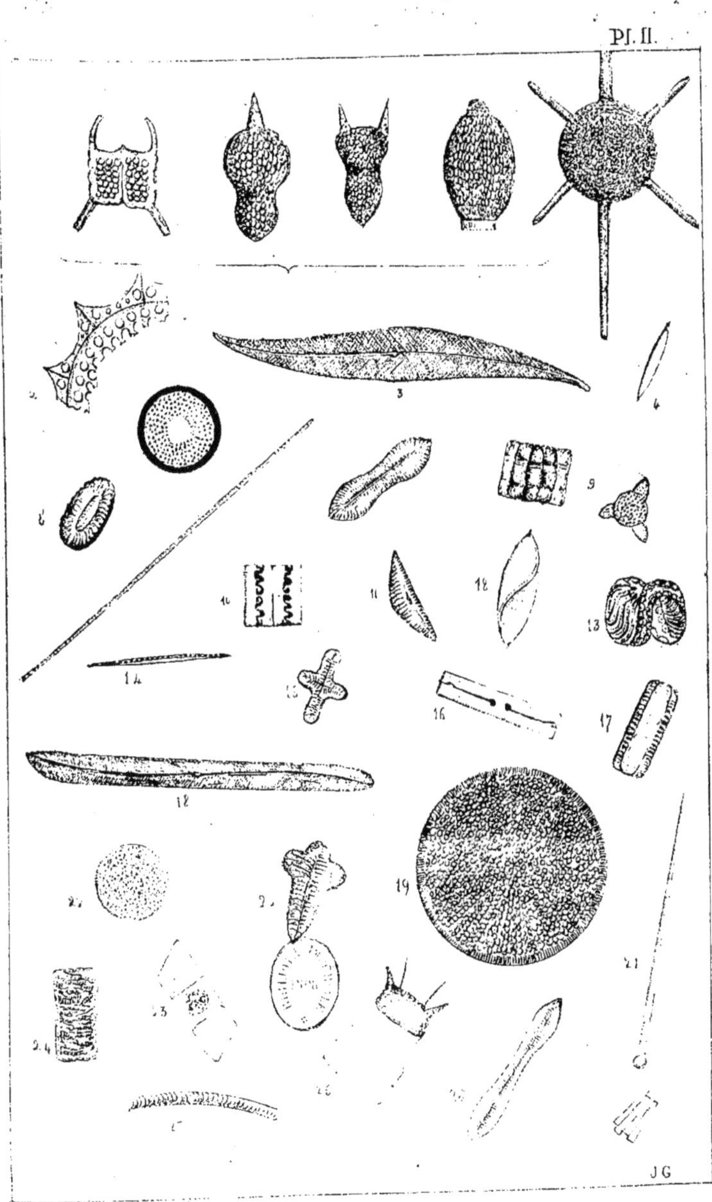

J G

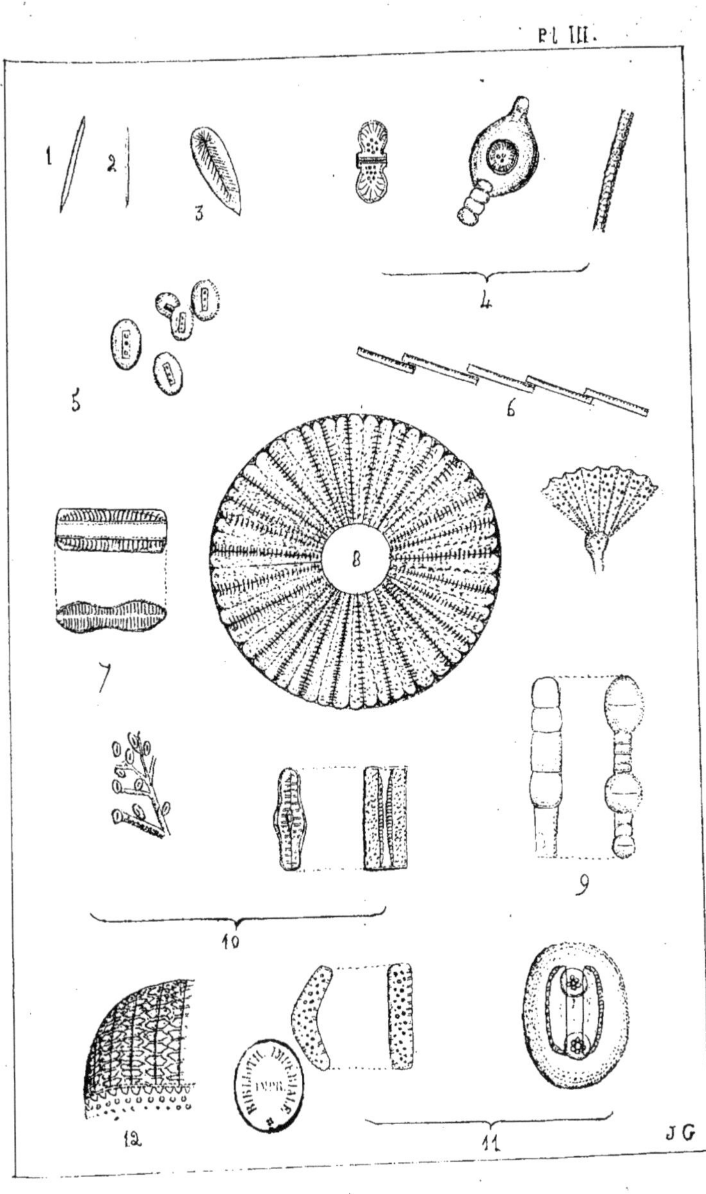
Pl. III.
1
2
3
4
5
6
7
8
9
10
11
12
J G

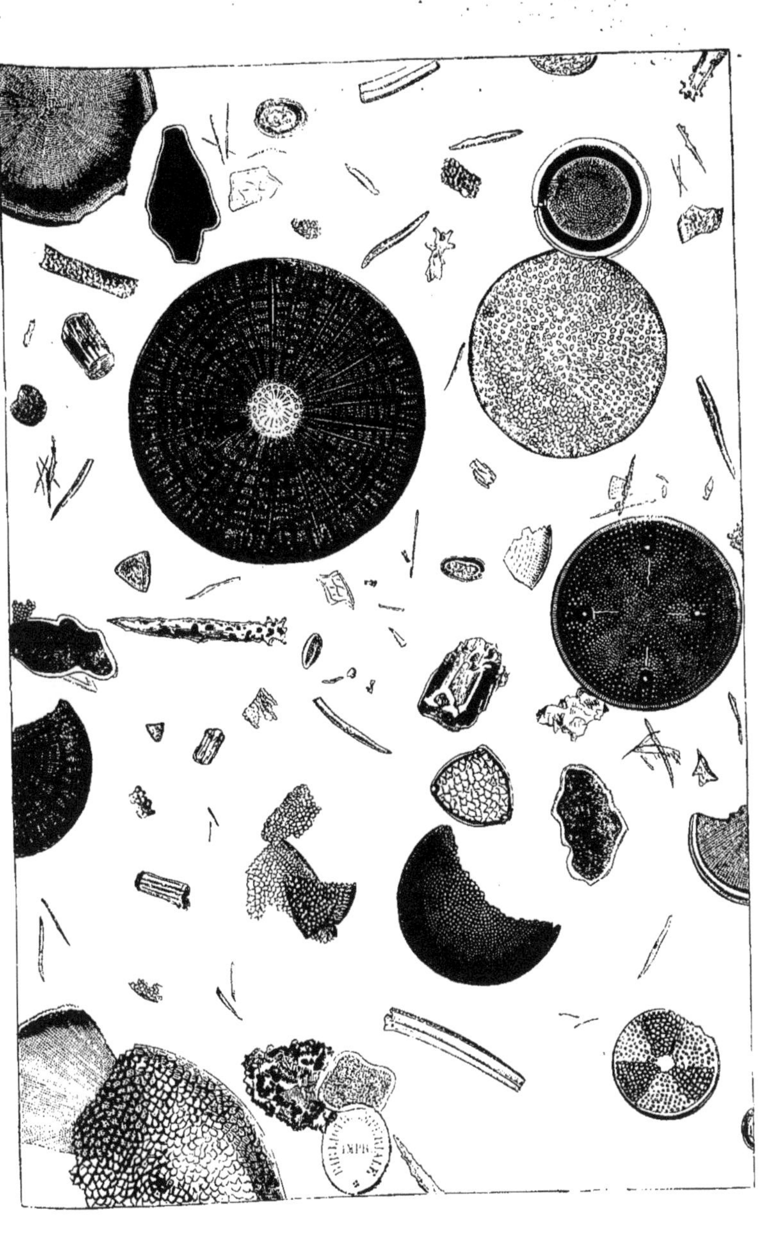